BEI GRIN MACHT SICH IHR WISSEN BEZAHLT

- Wir veröffentlichen Ihre Hausarbeit,
  Bachelor- und Masterarbeit

- Ihr eigenes eBook und Buch -
  weltweit in allen wichtigen Shops

- Verdienen Sie an jedem Verkauf

Jetzt bei www.GRIN.com hochladen
und kostenlos publizieren

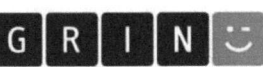

Gesundheitsförderung der Mitarbeitenden durch gesunde Führung

Sabina Schwab

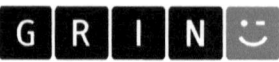

Bibliografische Information der Deutschen Nationalbibliothek:

Die Deutsche Nationalbibliothek verzeichnet diese Publikation in der Deutschen Nationalbibliografie; detaillierte bibliografische Daten sind im Internet über http://dnb.d-nb.de abrufbar.

ISBN: 9783389046180
Dieses Buch ist auch als E-Book erhältlich.

Druck und Bindung: Books on Demand GmbH, Norderstedt Germany
Gedruckt auf säurefreiem Papier aus verantwortungsvollen Quellen

Das vorliegende Werk wurde sorgfältig erarbeitet. Dennoch übernehmen Autoren und Verlag für die Richtigkeit von Angaben, Hinweisen, Links und Ratschlägen sowie eventuelle Druckfehler keine Haftung.

Das Buch bei GRIN: https://www.grin.com/document/1490570

Hochschule Fresenius

Fachbereich onlineplus

Studiengang: Management im Gesundheitswesen

Akademisches Arbeitspapier

Gesundheitsförderung der Mitarbeitenden

durch gesunde Führung

Sabina Schwab

Modul: Empirisches Forschungsprojekt

Abgabedatum: 06.05.2024

Inhaltsverzeichnis

Tabellenverzeichnis

Abstrakt

Besonders im Hinblick auf die zunehmende Demografie gewinnt Gesundheit immer mehr an Bedeutung in der Arbeitswelt, einem der wichtigsten Lebensbereiche. Bei gesunden Mitarbeitenden ist höhere Zufriedenheit und damit Steigerung der Arbeitsleistung zu erwarten, wovon die Mitarbeitenden, das Unternehmen und schließlich die gesamte Gesellschaft profitieren. Ausgehend davon, dass die Führungskräfte wesentlichen Einfluss auf ihre Mitarbeitenden haben, untersucht die vorliegende Forschungsarbeit mittels eines Studienvergleichs, inwiefern die Gesundheit der Mitarbeiter durch gesunde Führung gefördert werden kann. Die Ergebnisse bestätigen den Zusammenhang und dienen der Ausarbeitung der Führungsverhaltensweisen, die die Gesundheit der Mitarbeitenden positiv beeinflussen.

Abstract

Particularly in view of increasing demographics health is becoming more and more important in the world of work one of the most important areas of life. With healthy employees, greater satisfaction and thus an increase in work performance can be expected which benefits the employees, the company and society as a whole. Based on the assumption that managers have a significant influence on their employees this research study uses a study comparison to examine the extent to which the health of employees can be promoted through healthy leadership. The results confirm the connection and serve to develop leadership behaviors that positively influence the health of employees.

1 Einleitung

Besonders im Hinblick auf die zunehmende Demografie ist Gesundheit eine wichtige und rare Ressource, welche zu erhalten und zu fördern es in allen Lebensbereichen gilt. Beruf und Arbeitsstelle bilden einen bedeutenden Lebensbereich für die Menschen. Bei gesunden Mitarbeitenden ist höhere Zufriedenheit und damit Steigerung der Arbeitsleistung zu erwarten. Davon profitieren die Mitarbeitenden, das Unternehmen und schließlich das Gesundheitssystem und die Gesellschaft. Dem zu Folge wächst das Gesundheitsinteresse sowohl in der Gesellschaft als auch auf dem Arbeitsmarkt, was der Ottawa Charta (1986) entspricht, wonach die Gesundheit in allen Lebensbereichen gefördert und erhalten werden soll, wobei Beruf bzw. Arbeit eines der wichtigsten Bereiche darstellt. Wissensvermittlung und gesunder Lebensstil sind hier von großer Bedeutung. In der Arbeitswelt hat das Unternehmen, genauer Unternehmenskultur und Führungskräfte (FK), bedeutenden Einfluss auf den Arbeitnehmer. Wenn die Arbeit krank machen kann, sollte sie auch gesund machen können. Gesunde Führung soll positiven Einfluss auf die Zufriedenheit, Selbstwert, Bindung an das Unternehmen, usw. und damit psychische Gesundheit der Mitarbeitenden, was wiederrum sich allgemein gesundheitsfördernd auswirkt.

Inwiefern die Gesundheit der Mitarbeiter durch gesunde Führung gefördert werden kann, wird im Folgenden im Rahmen eines Studienvergleichs untersucht.

Auf Grund der Aktualität, Relevanz und Interesse an der Thematik ergibt sich eine umfangreiche Literaturauswahl, sowohl an fachlichen Büchern und wissenschaftlichen Studien als auch sonstigen Beiträgen sekundären Charakters. Zum empirischen Vergleich wurden 3 Studien, die den Zusammenhang zwischen der Führungsart bzw. -verhalten und der Mitarbeitergesundheit untersuchen, herangezogen.

Im theoretischen Teil der Arbeit werden zunächst die für die Untersuchung relevanten Begriffe (Gesundheit, Führung und gesunde Führung) für den Rahmen der Arbeit definiert. Diese theoretische Basis dient der Generierung der Forschungsfrage. Die Daten hierfür sind durch die Literaturrecherche erhoben und qualitativ ausgewertet. Darauffolgend werden im empirischen Teil die drei für die Forschungsfrage relevanten Studien hinsichtlich der inhaltlichen sowie funktionellen Ebenen analysiert und verglichen. Schließlich werden die Ergebnisse in der Diskussion und im Fazit zusammengeführt.

Als Literatur sind sowohl die primären als auch die sekundären Quellen im Verzeichnis aufgeführt. Zur sprachlichen Vereinfachung und besseren Lesbarkeit wird für die personenbezogenen Substantive die männliche als geschlechtsneutrale Form verwendet.

2 Theoretischer Hintergrund

Zum Verständnis der Thematik und für die Herleitung der Forschungsfrage ist es sinnvoll, einige Begrifflichkeiten vorab zu klären und für den Rahmen der Arbeit festzuhalten. Hierfür wird ein qualitative Literaturrecherche mit den Suchbegriffen wie Gesundheit, Mitarbeitergesundheit und -zufriedenheit, Führung und gesunde Führung durchgeführt.

Der Begriff **Gesundheit** bedarf einer Festlegung, da dieser einem Wandel unterliegt und das Verständnis dafür von den individuellen Umständen der Menschen abhängt. Unter den Umständen können sowohl gesundheitliche als auch soziale, kulturelle, gesellschaftliche oder ökologische Aspekte interpretiert werden (Franzkowiak & Hurrelmann, 2022). Demnach unterscheidet sich das Gesundheitsverständnis eines vitalen, intelligenten, sozial gesicherten Menschen ohne Krankheiten und mit gesunden Lebensweisen von dem eines durch Krankheit(en) gequälten Menschen aus sozial schwachen Schichten, die weder Wissen noch Möglichkeiten für gesundes Leben aufweisen.

Folgende WHO-Definition von 1948 dient der Ottawa Charta (WHO, 1986):

> *„Gesundheit ist der Zustand[1] völligen psychischen, physischen und sozialen Wohlbefindens und nicht nur das Freisein von Krankheit und Gebrechen. Sich des bestmöglichen Gesundheitszustandes zu erfreuen ist ein Grundrecht jedes Menschen, ohne Unterschied der Rasse, der Religion, der politischen Überzeugung, der wirtschaftlichen oder sozialen Stellung."* (DocCheckFlexikon, 2024).

Nach dieser Definition handelt es sich bei der Gesundheit um einen veränderbaren Lebensprozess, bei dem es in erster Linie um das Wohlbefinden eines jeden Menschen geht. In der Ottawa Charta wird ausformuliert, dass die positiven Veränderungen selbst, durch Kompetenzvermittlung oder unter Einflussnahme bzw. mit Hilfe anderer in allen Lebensbereichen anzustreben (WHO, 1986). In der Arbeitswelt, welche einen der wichtigsten Lebensbereiche darstellt, sind Menschen mehr oder weniger den Einflüssen der Arbeitsumgebung ausgesetzt sind. Während die Arbeitssicherheit bereits seit 1996 durch das Arbeitsschutzgesetz gewährleistet werden sollte, erlangten Gesundheit und vor allem das Wohlbefinden der Arbeitenden erst später das Interesse. Besonders das Wohlbefinden im Zusammenhang mit der menschlichen Interaktion, als psychische und Gesundheit beeinflussende Komponente, gewinnt an Bedeutung. Die bedeutendste Interaktion findet zwischen der Mitarbeitenden und der Führungskraft. Sowie im Falle der Gesundheit lassen sich verschiedene Definitionen für den Begriff der **Führung** finden,

---

[1] Engl.: state. Demnach ist der „Zustand" als ein dynamisches Stadium, als ein lebensgeschichtlich und alltäglich immer neu reguliertes Potenzial, als eine beständige und aktiv herzustellende Balance im Spannungsfeld zwischen Ressourcen und Belastungen zu verstehen. (Franzkowiak & Hurrelmann, 2022).

die sowohl auf den Begriffswandel als auch auf das individuelle Verständnis zurückge-
führt werden können.

Wirtschaftspsychologische Gesellschaft (WPGS) stützt sich auf folgende Definition:

> *„Führung ist die zielgerichtete Beeinflussung des Erlebens und des Verhaltens von Einzelpersonen und von Gruppen innerhalb von Organisationen."* (WPGS, 2024).

Zielgerichtete Beeinflussung setzt bewusstes Handeln voraus, was wiederrum Entschei-
dung und Zielsetzung der Führungskraft bzw. des Unternehmens im Gesicht der Führungskraft bedarf. Entsprechend entwickelten sich unterschiedliche Führungsstille. Führung als interaktiver Prozess zwischen der Führungskraft und dem Geführten basiert vor
allem auf der Kommunikation, bewusst und unbewusst, die folglich durch die Führungskraft zielgerichtet gesteuert werden kann. Im Rahmen dieser Arbeit ist die Führung bzw.
Führungskriterien interessant, die die Zielsetzung haben, die Gesundheit der Mitarbeitenden zu erhalten und zu fördern, nämlich gesunde oder gesundheitsorientierte. Als
Resultat derartigen Führung ist sind die gesundheitlichen Aspekte der Mitarbeitenden zu
betrachten.

Folgende Forschungsfrage wird hergeleitet: Inwiefern kann die Gesundheit der Mitarbeitenden durch gesunde Führung gefördert werden?

3 Methodik: Studienvergleich

Nachdem die theoretischen Aspekte beleuchtet und Hypothese bzw. Forschungsfrage formuliert wurden, wird dieses im Folgenden auf seine Richtigkeit und Ausmaß mittels einer qualitativen, systematisch vergleichenden Studienanalyse untersucht. Vorteil der vergleichenden Methode als Forschungsansatz ist vor allem die Möglichkeit der Generalisierung von den gewonnenen Ergebnissen über mehrere Fälle hinweg. Gleichzeitig erfüllt der Studienvergleich die Kontrollfunktion als wissenschaftliches Instrument, die Aktualität der etablierten Erklärungen zu überprüfen. (Nordbeck, 2013).

Zur Findung der passenden Studien wurden die relevanten Begriffe wie gesunde Führung und Mitarbeitergesundheit bei Google Scholar eingegeben. Bei der Auswahl wurde darauf Wert gelegt, dass die Forschungsgegenstände der Studien mit dem Forschungsgegenstand der vorliegenden Arbeit vergleichbar sind. Verglichen werden schließlich folgende 3 Studien:

1. „Führungsverhalten und Gesundheit – Zum Stand der Forschung" von Gregersen, Kuhnert, Zimber, & Nienhaus (2010)

2. „Gesunde Führung. Begleitstudie zur Mindful Leadership Konferenz" von Möltner, Benkhofer & Hülsbeck (2016)

3. „Die Bedeutung von gesundheitsförderlicher Führung und Commitment für die Mitarbeitergesundheit" von Klamar, Felfe, Krick, Röttger, Renner, & Stein (2018)

Der Vergleich wird im Folgenden methodisch und logisch nachvollziehbar, unterteilt in inhaltliche (wie Theorie, Forschungsgegenstand und Hypothese) und funktionelle (Forschungsdesign, Erhebungsmethoden, Population, Datenauswertung, etc.) Gegenüberstellungen sowie Vergleich der Studienergebnisse, aufgebaut.

3.1 Inhaltliche Gegenüberstellung

Die inhaltliche Gegenüberstellung stellt jeweils die Thematik und den Forschungsgegenstand der Studien. Zur besseren Übersicht werden die Studien hinsichtlich der Forschungsgegenstände bzw. -fragen zunächst in der *Tabelle 1* dargestellt.

Tabelle 1: Gegenüberstellung der Forschungsgegenstände/-fragen

Studie	Forschungsgegenstand / -frage
Gregersen et al. (2010)	Es wird untersucht anhand des aktuellen Forschungsstandes, inwie-fern Führung das Wohlbefinden und die Gesundheit der Geführten beeinflussen kann.
	Welches Verhalten von Führungskräften wirkt sich positiv oder nega-tiv auf die Gesundheit und das Wohlbefinden von Mitarbeitern aus und wie können die Wirkzusammenhänge erklärt werden?
Möltner et al. (2016)	Aufschluss über den aktuellen Stand der Forschung zu den Aspekten der gesunden Führung, inwiefern sie bereits gelebt wird und welche Voraussetzungen für ihre Entfaltung geschaffen werden können.
	Was macht die gesunde Führung aus?
Klamar et al. (2018)	Erhöhen einfache Nudging[2]-Maßnahmen die Auswahl gesunder Spei-sen und Getränke durch die Verpflegungsteilnehmer?

In der Studie „Führungsverhalten und Gesundheit – Zum Stand der Forschung"
diskutieren Gregersen und Kollegen (2010) die Möglichkeiten der Gesunderhaltung
von Mitarbeitern, genauer den Zusammenhang zwischen Führungsverhalten und Mitarbeitergesundheit, da dieser im deutschsprachigen Raum zu wenig erforscht sei. Zur Beantwortung ihrer Forschungsfrage, welches Verhalten von Führungskräften sich positiv
oder negativ auf die Gesundheit und das Wohlbefinden von Mitarbeitern auswirkt und
wie die Wirkzusammenhänge erklärt werden können, fassen sie die Ergebnisse der bis-
her bestehenden Forschung in ihrer Literaturarbeit zusammen. Im ersten Schritt werden
Führung und Gesundheit definiert, da jeweils einheitliche Definition sich als fehlend er-
wies. Demnach steht der dyadische Prozess der Führung in Bezug zu intervenierenden
Variablen sowohl durch die Mitarbeiter als auch durch die Führungskraft selbst. In eini-
gen Forschungsergebnissen werden Stressoren (z. B. Konflikte, Unterbesetzung, Zeit-
druck, etc.) mit negativen gesundheitlichen Folgen in Zusammenhang gebracht, wobei

---

[2] Nudging (deutsch: „anstoßen") beschreiben Klamar et al. (2018) als Bündel von Maßnahmen,
die einfache Änderungen in der Gestaltung der psychischen, sozialen und physischen Umwelt
einsetzen, um Menschen ohne Zwang dazu zu bewegen, für sich selbst oder gesellschaftlich
vorteilhaftere Entscheidungen zu treffen bzw. ihr Verhalten dahingehend zu modifizieren.

die Gesundheitsfolgen in Abhängigkeit von den individuellen Merkmalen stehen. Als gesundheitsförderliche Ressource wird bspw. die soziale Unterstützung genannt.

In der Studie „Gesunde Führung. Begleitstudie zur Mindful Leadership[3] Konferenz" untersuchen Möltner und Kollegen (2016) anhand des zu dem Zeitpunkt aktuellen Forschungsstand zu den Themenbereichen wie gesundheitsförderliche Führung, Achtsamkeit, intrinsische und extrinsische Motivation, Gesundheitskultur und organisationale Unterstützung. Die Gesunde Führung wird in der qualitativen Literaturanalyse des Forschungsstands als personale, direkte und gesundheitsförderliche Selbst- und Mitarbeiterführung mit gesundheitsbezogener Achtsamkeit und hohem Stellenwert der Gesundheit beschrieben. Die Studie hat zum Ziel den Bestand der Forschung hinsichtlich der Kriterien einer gesunden Führung, Einsatz dieser in den Führungspraktiken und Voraussetzungen für bessere Entfaltung zu erfassen. Empirisch in einer Umfrage gehen die Autoren der Frage nach, was die gesunde Führung ausmacht.

Klamar und Kollegen (2018) untersuchen in ihrer Arbeit „Die Bedeutung von gesundheitsförderlicher Führung und Commitment für die Mitarbeitergesundheit", inwiefern einfache Nudging-Maßnahmen als neuer Interventionsansatz zur Förderung des individuell oder gesellschaftlich wünschenswerten Verhaltens und damit gesundheitsförderlicher Einfluss- bzw. Motivationsfaktor, vorgenommen von der Führungskraft, die Auswahl gesunder Speisen und Getränke durch die Verpflegungsteilnehmer als Mitarbeiter erhöhen.

Untersuchungsort ist die Speisenausgabestelle des Zentralen Instituts des Sanitätsdienstes der Bundeswehr München. Unter Nudging-Maßnahmen, Nudges genannt, fallen die attraktivere Präsentation, bessere Verfügbarkeit, bessere Sichtbarkeit und bequemere Erreichbarkeit gesunder Speisen, bspw.: Kennzeichnung mit grünem Daumen, Aufsteller mit Tagesempfehlung oder Musterteller der vegetarischen Hauptkomponente, Verwendung attraktiver, weiß-grüner Salatschälchen, etc.

---

[3] Mindful Leadership = innere, achtsame Haltung einer Führungskraft zu sich selbst. > Verbesserung ihrer individuellen Wahrnehmung > neue Art der Führung. (personio, 2024).

3.2 Funktionelle Gegenüberstellung

Die funktionelle Gegenüberstellung dient der Darstellung der Aspekte wie Forschungsdesign, Erhebungsmethoden, Population, Datenauswertung, etc. In einer Kursfassung zur besseren Übersicht werden Design und Methodik in der *Tabelle 2* vorgestellt.

Tabelle 2: Gegenüberstellung der Designs/Methodiken

Studie	Design / Methodik
Gregersen et al. (2010)	Qualitative Literaturrecherche (Erhebung von 125 Artikel) und Auswertung von 42 Artikel
Möltner et al. (2016)	1. Qualitative Literaturrecherche und Auswertung 2. Online Umfrage von 211 Führungskräften. Auswertung der Fragebögen mittels Item-, Skalen- und Korrelationsanalysen; induktiven Inhaltsanalyse bei der offenen Frage
Klamar et al. (2018)	Pretest-Posttest-Design (Erhebungsphasen: 1 Pretest, 2 Posttest) mittels offener Beobachtung und manueller Dokumentation, statistische Auswertung mit Statistik-Software Minitab®

Die Querschnittstudie von Gregersen et al. (2010): Datenerhebung zur Ermittlung des aktuellen Forschungsstand hinsichtlich der im vorangegangenen Kapitel genannten Fragestellung erfolgt im Rahmen einer qualitativen Literaturrecherche. Hierfür werden zunächst die Datenbanken PubMed, Medpilot, Psyndex, PsyContent, Medline, PsychInfo und Psychnet nach geeigneten Studien, Metaanalysen und Reviews mit Publikationsdatum zwischen 1990 und 2009, in deutscher und englischen Sprachen, durchsucht. Die Suchbegriffe entsprechen den Kategorien „Führungsverhalten", „Mitarbeitergesundheit " und „Arbeitsbedingungen". Des Weiteren erfolgt eine händische Suche in den Literaturlisten der gefundenen Artikel auch vor 1990.

Anhand des Abstracts werden 125 Artikel ausgewählt, welche in weiterer Auswertung hinsichtlich der Qualität und Relevanz von zwei unabhängigen Beurteilern anhand dafür entwickelter Checklisten analysiert werden. Nach der Priorisierung der Artikel hinsichtlich ihrer Relevanz entsprechen insgesamt 42 Veröffentlichungen den gestellten Anforderungen. Als nachgewiesen wurden Zusammenhänge auf einem Signifikanzniveau von mindestens 0,05 berücksichtigt. Die Population der generierten Studien ist wie folgt: bei 2 Studie - über 10.000, bei 10 Studien – über 1.000 und bei 24 Studien – unter 1.000. Die Branchenvertretung der Stichproben ist unterschiedlich.

Die Mixed-Methods-Studie von Möltner et al. (2016) ist aus einer theoretischen und einer empirischen Untersuchung zur Ermittlung der Aspekte der gesunden Führung zusammengesetzt. Im theoretischen Teil werden zunächst anhand der bereits bestehenden Forschungsergebnisse die Daten zu Begriffsannährungen und Zusammenhänge hinsichtlich der gesunden Führung erhoben und strukturiert dargestellt.

Für die empirische Datenerhebung, die auf der theoretischen Ausarbeitung basiert, erfolgt eine Online Umfrage von 211[4] Führungskräften zu den Bereichen der gesundheitsförderlichen Führung, Achtsamkeit, intrinsischen und extrinsischen Motivation, Gesundheitskultur und organisationalen Unterstützung. Die Befragten wurden in vier Gruppen nach Ausprägungsunterschieden in gesundheitsförderlicher Selbst- bzw. Mitarbeiterführung (je über- und unterdurchschnittlich) unterteilt. Die geschlossenen Fragen werden mittels Item- und Skalenanalysen sowie Korrelationsanalysen untersucht und ausgewertet. Die abschließende, offene Frage, was die gesunde Führung ist, zur Ermittlung der eigenen Konzepte und Vorstellungen der Befragten, wurde mittels der induktiven Inhaltsanalyse ausgewertet.

Die Längsschnittstudie von Klamar et al. (2018) erfolgt im Rahmen eines Pretest-Posttest-Designs. In zwei Untersuchungsvorgängen in der Speisenausgabestelle des Zentralen Instituts des Sanitätsdienstes der Bundeswehr München werden Daten erhoben zu folgenden Zielvariablen erhoben: Anteilsteigerung der vegetarischen Hauptkomponente, Salat als Beilage, Obst als Dessert und Wasser als Getränk sowie Senkung des Ketchup-Mayonnaise-Remouladen-Verbrauchs zum Mittagessen durch die Verpflegungsteilnehmer nach der Einführung von Nudging-Maßnahmen.

1. Erhebungsphase (24 Tage[5]): vor der Einführung von Nudging-Maßnahmen, unveränderte Speisenausgabe, Stichprobe zum Phasenanfang 989

2. Erhebungsphase (17 Tage): direkt nach Einführung der Maßnahmen, modifizierte Essensausgabe, Stichprobe zum Phasenanfang 661

3. Erhebungsphase (15 Tage): nach 6 Wochen der Maßnahmen, modifizierte Essensausgabe, Stichprobe zum Phasenanfang 472

Bei den Erhebungen unterscheiden sich die Speisepläne und die Anzahl der Gäste. Die Kriterien für die Auswertung sind bezogen auf den Sitzplatz mit guter Sicht zur Speisen-

---

[4] Stichprobe 211 besteht aus weiblichen (46 %) und männlichen (54 %) Führungskräften, durchschnittlich 44 Jahre alt und seit 11 Jahren in ihrem Unternehmen aktiv. Darunter vertreten sind Eigentümer, oberen, mittlere und untere Führungsebenen.
[5] Wochentage sind gleich repräsentiert und mittels CHI-Quadrat mit p=0,999 getestet

ausgabestelle, zur Salattheke und zur Gastroschankanlage. Mittels offener Beobachtung wurden die gewählten Speisen und Getränke gezählt und manuell dokumentiert. Zur statistischen Auswertung wurde die Statistik-Software Minitab® 17 verwendet. Die Veränderungen zwischen den Erhebungsphasen wurden mittels des Chi-Quadrat-Tests auf Gleichheit getestet.

3.3 Gegenüberstellung der Ergebnisse

Abschließend werden die jeweiligen Ergebnisse der Studien vorgestellt. Zur besseren Übersicht sind die Ergebnisse in der Tabelle kurz zusammengefasst. Auf die wenigen Studienergebnisse, die weder Bestätigung noch Widerlegung liefern oder für die Forschungsfrage der vorliegenden Arbeit von keiner Relevanz sind z. B. Aspekte mit negativer Auswirkung auf die Gesundheit, wird im Folgenden nicht näher eingegangen.

Tabelle 3: Gegenüberstellung der Ergebnisse

Studie	Ergebnisse
Gregersen et al. (2010)	Führungskraft als Ressource: soziale Unterstützung, Mitbestimmung, Wertschätzung, Kommunikation, Gerechtigkeit, transformationaler Führungsstil, etc.
	Führungskraft als Stressor: Beleidigungen, Zeitdruck, mangelnde Unterstützung, Ungeduld, Konflikte, etc.
Möltner et al. (2016)	Gesunde Führung (mitarbeiterorientierte Selbst- und Mitarbeiterführung, Überforderung und Dauerstress vermeidend, Wertschätzung, Achtsamkeit, Kommunikation, Ganzheitlichkeit, Gesundheit priorisierend, organisationale Unterstützung) bewirkt Verbesserung und Steigerung von Wohlbefinden, Gesundheitszustand, Widerstandskraft, Leistung und Arbeitszufriedenheit bei den Mitarbeitenden.
Klamar et al. (2018)	Nudging ist aussichtsreicher Interventionsansatz zur Modifikation des Ernährungsverhaltens > Auswahl gesunder Speisen und Getränke durch die Verpflegungsteilnehmer wurde erhöht

Gregersen et al. (2010) auf der Suche nach Wirkungen der Führungskragt, vordergründig nach gesundheitsförderlichen, erheben Daten, die durchaus den positiven Effekt auf das Wohlbefinden und die Gesundheit der Mitarbeitenden (Ressource), aber auch den negativen (Stressor).

Als gesundheitsförderlich erweist sich vor allem der Einfluss sozialer Unterstützung durch Vorgesetzte (auch Kollegen), was sich positiv auf die Fehlzeiten, ferner auf das Stressempfinden sowie Arbeitszufriedenheit und folglich auf die psychische Gesundheit auswirkt. Geringe soziale Unterstützung dagegen verstärkt die Wirkung sozialer Stressoren und zu depressiven Symptomatik führen. Weiter Ressourcen sind Bereitschaft des Vorgesetzten, Mitbestimmungs- und Beteiligungsmöglichkeiten einzuräumen, Anerkennung bzw. Wertschätzung, Kommunikation, wahrgenommene Gerechtigkeit. Letzte wird in Verbindung mit koronaren Herzerkrankungen gebracht. Ressourcenreich erweisen sich der transformationale[6] und mitarbeiterorientierte[7] Führungsstille, welchen Arbeitszufriedenheit sowie Reduktion von Stresssymptomen und Burnout als Einfluss nachgewiesen werden konnten. Folglich durch Abnahme des chronischen Stresses und erhöhte Bedeutung der Arbeit zeigen sich positive Wirkungen auf die Gesundheit.

Möltner et al. (2016) resümieren ihre Untersuchung des Forschungsstandes mit der Definierung der gesunden Führung und bestätigen den positiven Zusammenhang zwischen dieser und der Mitarbeiterzufriedenheit. Demnach ist gesundheitsförderliches Führungsverhalten direkt, personal, bei der eigenen Person beginnend (Selbstführung), Überforderung und Dauerstress vermeidend, aufmerksam gegenüber gesundheitsrelevanten Signalen (Achtsamkeit), Gesundheit priorisierend gegenüber anderen Werten, wie z. B. Leistung oder wirtschaftlicher Effizienz. Bei der direkten Selbst- und Mitarbeiterführung werden die Belastungen verringert und die Ressourcen gestärkt. Indirekt sorgt gesunde Führung z. B. für Rollenklarheit, Entwicklungsmöglichkeiten und Sinnvermittlung. Generell kann Führungsverhalten sowohl als Stressor als auch als Ressource wirksam sein.

In der Online-Umfrage konnten weitere Kriterien der gesunden Führung kristallisiert werden:

- ➤ **Wertschätzung** (respektvoller Umgang, Rücksichtnahme, Anerkennung, Interesse)
- ➤ **Selbstführung** (Selbstfürsorge, -management, -reflexion und -verantwortung, Vorbildfunktion)
- ➤ **Kommunikation** (Rückmeldung geben und nehmen, kritikfähig und konstruktiv agieren, Transparenz herstellen)
- ➤ **Ganzheitlichkeit** (umfassende Beachtung von Mitarbeiterinteressen und Unternehmenszielen, gesellschaftlichen Einbettung)
- ➤ **Achtsamkeit** (Aufmerksamkeit und Bewusstsein durch wachsames Beobachten und Wahrnehmen der eigenen Person sowie der Umgebung)

Zusammenfassend verbinden die Kriterien die mitarbeiterorientierte und Selbstführung mit der Gesamtperspektive des Unternehmens. Verbindungen bestehen besonders zwi-

---

[6] **Transformationale Führung** versteht sich als überzeugende Wahrnehmung der Führungskraft ihrer Vorbildfunktion und vermittelt somit Vertrauen, Respekt, Wertschätzung und Loyalität, was zur intrinsischen Motivation, Transformation sowie Lern- und Leistungsbereitschaft inspiriert (Pelz, 2022).
[7] **Mitarbeiterorientierte Führung** ist durch Zuwendung und Sorge zu/um jeden Mitarbeiter gekennzeichnet, auch hinsichtlich der privaten Lebenssituation (Maier, o. J.).

schen organisationaler Unterstützung und gesundheitsförderlicher Selbstführung, intrinsischer Motivation und gesundheitsförderlicher Mitarbeiterführung, Achtsamkeit und positive Gesundheitskultur. Führungskräfte der Unternehmen mit positiven Gesundheitskultur, darunter organisationale Unterstützung, zeigen überdurchschnittliche Werte sowohl in der gesundheitsförderlichen Selbst- als auch der Mitarbeiterführung. Der damit erreichte Einfluss auf die Mitarbeitenden ist Verbesserung bzw. Steigerung von Wohlbefinden, Gesundheitszustand, Widerstandskraft, Leistung und Arbeitszufriedenheit.

Klamar et al. (2018) bestätigen ihre Forschungsfrage, ob Nudging-Maßnahmen die Auswahl gesunder Speisen und Getränke durch die Verpflegungsteilnehmer erhöhen. In beiden Posttest-Phasen wählten signifikant mehr Essensgäste das vegetarische Gericht sowie Salat als Beilage und Obst als Dessert, ausgenommen der Menge der entnommenen der Ketchup-, Mayonnaise- und Remouladen-Portionsbeutel. Gleichzeitig stieg der Anteil von Wasser an den Getränken.

Nudging zeigt sich somit als aussichtsreicher Interventionsansatz, der traditionelle Maßnahmen zur Modifikation des Ernährungsverhaltens ergänzt. Durch die gezielt eingesetzte Umweltreize (Nudging-Maßnahmen) kann das Entscheidungsverhalten gesteuert werden. Die gewohnheitsmäßigen, unbewussten, gesundheitsbeeinträchtigenden Verhaltensweisen können damit zu positiven Veränderungen beeinflusst werden, was auf Dauer zur Etablierung neuer, gesundheitsförderlicher Verhaltensweisen führen kann.

Anzumerken bei der Bewertung der Ergebnisse ist die Abnahme der Teilnehmer. Die Gründe dafür sind unbekannt, die Autoren äußern lediglich die Vermutungen wie Beobachtung der Essensgäste und dienstabhängige Standortwechsel. Des Weiteren weisen die Autoren hin, die Nudging-Maßnahmen ziel- und kontextspezifisch auszuwählen und auf ihre Wirksamkeit zu überprüfen.

4 Diskussion

Zunächst fällt bei den gewählten Studien der Unterschied hinsichtlich der Untersuchungszeiträume. Dieser scheint sich im Untersuchungsgegenstand bzw. -ziel widerzuspiegeln. In der (hier) ältesten Studie von Gregersen et al. (2010) wird die Möglichkeit betrachtet, dass das Verhalten der Führungskräfte in irgendeiner Weise Einfluss auf die Gesundheit der Mitarbeiter hat. Herausgestellt werden sowohl sich positiv als auch negativ auswirkende Verhaltensweisen. Die Zusammenhänge werden aufgedeckt und bestätigt. Das gesellschaftliche Interesse widmet sich verständlicherweise den humanen Aspekten, nämlich dem positiven Einfluss auf die Gesundheit in der Arbeitswelt, was bereits der Ottawa Charta entsprang. Sodass sechs Jahre später in der Studie von Möltner et al. (2016) konkret von der gesunden Führung gesprochen wird. Zu untersuchen ist lediglich, was darunter verstanden und erwartet wird. Schließlich untersuchen Klamar et al. (2018) spezielle Einflussmaßnahmen, die gesundheitsförderliches Verhalten provozieren. Die Unterschiede der Studien hinsichtlich der Untersuchungsgegenstände erweisen sich als einander ergänzend für die Beantwortung der Forschungsfrage der vorliegenden Arbeit.

Als Untersuchungsmethodik greifen beide älteren Studien zur Erfassung des Forschungsgegenstandes. Der Umfang der vorhandenen Literatur zu jeweiligem Zeitpunkt deutet auf die Relevanz der Thematik. Beide Arbeiten liefern ausführliche theoretische Basis für die Thematik, sodass zusätzliche Literaturrecherche kaum notwendig ist. Ergänzend und zur Generierung neuer Ergebnisse führen Möltner und Kollegen eine eigene Empirie in Form von einer Online-Umfrage der Führungskräfte durch. Die gesunde Führung wird lediglich aus der Sicht der Führungskräfte erfasst, korreliert jedoch mit den erfassten Daten aus der Literaturrecherche. Mit mehr Praxisbezug wird die jüngste Längsschnittuntersuchung durchgeführt. Mittels Beobachtung werden die Daten erhoben und vor Ort erfasst. Der direkte und mittelbare Einfluss auf die teilnehmenden Mitarbeitenden durch die im Voraus erarbeiteten Nudging-Maßnahmen kann erfasst und bei der späteren Auswertung bestätigt werden. Lediglich die Senkung der Stichprobe scheint, ein negativer Aspekt zu sein, da die Ursache dafür nicht geklärt bleibt.

Sowie die Forschungsfragen der Studien ergänzend die Teilaspekte der Forschungsfrage der vorliegenden Arbeit (Inwiefern kann die Gesundheit der Mitarbeiter durch gesunde Führung gefördert werden?) bilden, so beantworten die Studienergebnisse diese. Gregersen et al. (2010) bestätigen den Einfluss des Führungsverhaltens auf das Wohlbefinden und die Gesundheit der Mitarbeitenden mit sowohl positivem (Ressource) als auch negativem Effekt (Stressor). Jeweiligen Verhaltensweisen und deren Wirkung werden beleuchtet. Somit ist bestätigt, dass die Gesundheit der Mitarbeitenden gefördert werden kann. Welches Führungsverhalten speziell die Gesundheit fördert und dieses bewusst bzw. gezielt gelebt werden kann, beschreiben umfangreich die Ergebnisse der darauffolgenden Studie von Möltner et al. (2016). Neben den gesundheitsförderlichen Verhaltensweisen werden vor allem die Selbstführung als Vorbildfunktion und gesundheitsfördernde Unternehmenskultur betont. Da diese aber überwiegend die Sichtweise der Führungskräfte betrachtet, liefert die letzte Studie von Klamar et al. (2018) die mögliche Ergänzung. Hier wird der Einfluss bestimmter Maßnahmen, welche aus der Führungsinitiative mit gesundheitsförderlicher Absicht herausspringen, auf das Mitarbeitendenverhalten durch die Beobachtung direkt bestätigt. Zusammenfassend lassen die Ergebnisse erkennen, dass Gesundheitsförderung der Mitarbeitenden sehr wohl möglich ist, wenn diese zu den Zielen der Führungskräfte bzw. des Unternehmens gehört.

5 Fazit

Die generierten Ergebnisse, sowie in der Diskussion dargestellt, lassen sie Forschungsfrage, inwiefern die Gesundheit der Mitarbeiter durch gesunde Führung gefördert werden
kann, durchaus positiv beantworten. Die Gesundheit als veränderbarer Prozess wird auf
dem Arbeitsplatz beeinflusst und kann mittels Führung als bewusstes sowie zielgerich-
tetes Werkzeug zur Einflussnahme verändert werden. Dies bestätigen alle drei Studien
entsprechend ihrer Forschungsthematik und führen konkrete Verhaltensweisen für die
Führungskräfte wie organisationale Unterstützung oder Mitarbeiterorientierung auf, die
die Gesundheit der Mitarbeitenden aufrechterhalten bzw. fördern. Der Selbstführung als
Vorbildfunktion, in diesem Sinne auch der Unternehmenskultur, wird besonders wichtige
Rolle zugesprochen.

Ist die gesunde Selbstführung der Kern einer erfolgreichen Gesundheitsförderung bei
den Mitarbeitenden und Basis für die Aneignung der gesundheitsfördernden Verhaltensweisen, wie diese in den Studien ausführlich präsentiert sind, muss die gesunde Führung
bei der Führungskraft selbst beginnen. In der Regel sind die Führungskräfte noch höhe-
rem Druck (Verantwortung, Erwartungen, Präsens, etc.) ausgeliefert als die angestellten
Mitarbeitenden. Da stellt sich die Frage, wie werden die Führungskräfte bspw. organisa-
tional unterstützt oder wie lässt sich die führungskraftorientierte Arbeit gestalten, um für
das Wohl und die Gesundheit der Führungskräfte zu sorgen und damit die gesunde
Selbst- und folglich Mitarbeiterführung zu erreichen. Die Erforschung dafür geeigneter
Instrumente stellt den Ausblick und das Interesse dar.

6 Literaturverzeichnis

DocCheckFlexikon (2024) „Gesundheit", verfügbar unter: https://flexikon.doc-check.com/de/Gesundheit#:~:text=2.1.-,Definition%20der%20WHO,Frei-sein%20von%20Krankheit%20und%20Gebrechen.

Frick, M. (2014) „Längsschnittuntersuchung zum Zusammenhang von gesundem Füh-rungsverhalten, der Gesundheit und der Kündigungsabsicht von MitarbeiterIn-nen.", verfügbar unter: https://unipub.uni-graz.at/obvugrhs/down-load/pdf/239765?originalFilename=true

Gregersen, S., Kuhnert, S., Zimber, A. & Nienhaus, A. (2010) „Führungsverhalten und Gesundheit – Zum Stand der Forschung", verfügbar unter: file:///C:/Users/Sabin/Downloads/Fhrung_Gesundheit_Gesundheitswesen.pdf

Gregersen, S., Vincent-Höper, S. & Nienhaus, A. (o. J.) „Führung und Gesundheit – Welchen Einfluss haben Führungskräfte auf die Gesundheit der Mitarbeiter?", ver-fügbar unter: https://mediendb.hjr-verlag.de/ecomedMedizin/texte/lese-probe/9783609100241_leseprobe_04.pdf

Häfner, A., Pinneker, L., Hartmann-Pinneker, J. (2019) „Gesunde Führung. Gesund-heit, Motivation und Leistung fördern", ISBN 978-3-662-58750-8, eBook ISBN 978-3-662-58751-5, verfügbar unter: https://link.springer.com/con-tent/pdf/10.1007/978-3-662-58751-5.pdf

Hollmann, D. (2010) „Vorgesetzte können Burnout am Arbeitsplatz reduzieren. Bertels-mann Stiftung: Sozial unterstützendes Verhalten gehört zu moderner Personalpo-litik." verfügbar unter: PowerPoint Presentation (bertelsmann-stiftung.de)

Kaluza, G. (2018) „Gesundheitscoaching und motivierende Gesprächsführung" aus „Psychologie in der Gesundheitsförderung", Hogrefe Verlag, ISBN: 978-3-456-85770-1, eBook P ISBN: 978-3-456-95770-8

Klamar, A., Felfe, J., Krick, A., Röttger,S., Renner, K.-H. & Stein, M. (2018) „Die Be-deutung von gesundheitsförderlicher Führung und Commitment für die Mitarbei-tergesundheit", Wehrmedizinische Monatsschrift 62 (2018), verfügbar unter: https://www.bundeswehr.de/re-source/blob/56668/321e39df10094ad5ae55b7448f24b81c/wmm-ausgabe-08-2018-pdf-data.pdf#page=10

Maier, G. W. (o. J.) „Mitarbeiterorientierung", Gabler Wirtschaftslexikon, verfügbar unter: https://wirtschaftslexikon.gabler.de/definition/mitarbeiterorientierung-38406

Möltner, H., Benkhofer, S., Hülsbeck, M. (2016) „Gesunde Führung. Begleitstudie zur Mindful Leadership Konferenz", verfügbar unter: https://www.research-gate.net/profile/Hannah-Moeltner/publication/301682683_Gesunde_Fuhrung_Begleitstudie_zur_Mindful_Leadership_Konferenz_am_89_April_2016_an_der_Universitat_WittenHerdecke/links/5721cf2408ae0926eb463576/Gesunde-Fuehrung-Begleitstudie-zur-Mindful-Leadership-Konferenz-am-8-9-April-2016-an-der-Universitaet-Witten-Herdecke.pdf

Nordbeck, R (2013) „Die vergleichende Methode als Forschungsansatz", Researche-Gate, verfügbar unter: file:///C:/Users/Sabin/Downloads/Nordbeck_DievergleichendeMethodealsForschungsansatz_Kap5_2013.pdf

Pelz, W. (2022) „Transformationale Führung: Definition, Test, und Umsetzung", Institut für Management-Innovation, Prof. Dr. Waldemar Pelz, verfügbar unter: transformationale-fuehrung.com/Transformationale-Fuehrung-Definition.html

Personio (2024) „Mindful Leadership: Achtsam und erfolgreich führen", verfügbar unter: https://www.personio.de/hr-lexikon/mindful-leadership/

WHO Europe (1986) "Ottawa Charter for Health Promotion", verfügbar unter: https://apps.who.int/iris/bitstream/handle/10665/349652/WHO-EURO-1986-4044-43803-61677-eng.pdf

WHO (1986) „Ottawa-Charta zur Gesundheitsförderung", verfügbar unter: https://iris.who.int/bitstream/handle/10665/349654/WHO-EURO-1986-4044-43803-61669-ger.pdf?sequence=1&isAllowed=y

WPGS (2024) „Führung: Definition und Perspektiven", verfügbar unter: https://wpgs.de/fachtexte/fuehrung-von-mitarbeitern/fuehrung-definition-und-perspektiven/

Zander, K. (2015) „Gesundheitsorientierte Führung. Der Einfluss der Führungskultur auf die Gesundheit der Mitarbeiter", ISBN: 978-3-95485-303-8